BEI GRIN MACHT SICH IHR WISSEN BEZAHLT

- Wir veröffentlichen Ihre Hausarbeit,
  Bachelor- und Masterarbeit

- Ihr eigenes eBook und Buch -
  weltweit in allen wichtigen Shops

- Verdienen Sie an jedem Verkauf

Jetzt bei www.GRIN.com hochladen
und kostenlos publizieren

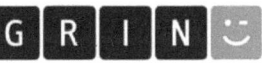

Cathleen Schnell

Lebensmüde - Suizidalität als Folge einer psychischen Krankheit?

GRIN Verlag

Bibliografische Information der Deutschen Nationalbibliothek:

Die Deutsche Bibliothek verzeichnet diese Publikation in der Deutschen National-
bibliografie; detaillierte bibliografische Daten sind im Internet über http://dnb.d-
nb.de/ abrufbar.

Impressum:

Copyright © 2009 GRIN Verlag GmbH
Druck und Bindung: Books on Demand GmbH, Norderstedt Germany
ISBN: 978-3-640-33574-9

Dieses Buch bei GRIN:

http://www.grin.com/de/e-book/126802/lebensmuede-suizidalitaet-als-folge-einer-
psychischen-krankheit

GRIN - Your knowledge has value

Der GRIN Verlag publiziert seit 1998 wissenschaftliche Arbeiten von Studenten, Hochschullehrern und anderen Akademikern als eBook und gedrucktes Buch. Die Verlagswebsite www.grin.com ist die ideale Plattform zur Veröffentlichung von Hausarbeiten, Abschlussarbeiten, wissenschaftlichen Aufsätzen, Dissertationen und Fachbüchern.

Besuchen Sie uns im Internet:

http://www.grin.com/

http://www.facebook.com/grincom

http://www.twitter.com/grin_com

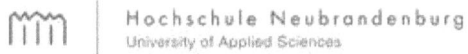

Hochschule Neubrandenburg

University of Applied Sciences

Hochschule Neubrandenburg

Fachbereich Gesundheit, Pflege, Management

Studiengang Gesundheitswissenschaften

THEMA DER SCHRIFTLICHEN HAUSARBEIT

Lebensmüde – Suizidalität als Folge einer psychischen Krankheit?

Modul: Wissenschaftliches Arbeiten

Vorgelegt von: Cathleen Schnell

Tag der Einreichung: 23.01.2009

I. Abstract

Fast jeder Mensch wird sich im Laufe seines Lebens mit dem Sinn des eigenen Daseins auseinandersetzen. Diese Gefühle und Gedanken entwickeln sich häufig in Krisensituationen oder in Zeiten des Leids, wie beispielsweise beim Tod oder bei der Trennung von einem geliebten Menschen, bei Existenzängsten, einer unheilbaren Krankheit oder zunehmend auch durch das hohe Alter, das einen vereinsamen und überflüssig vorkommen lässt.

Wenn allerdings das gesamte Denken davon beherrscht wird und Dinge geplant oder gar ausgeführt werden, um das eigene Leben zu beenden, ist die Rede vom langtabuisierten Thema Suizidalität.

Mithilfe einer Literaturrecherche in der Hochschule Neubrandenburg wird im Folgenden ein kurzer Überblick über dieses Problemfeld, insbesondere dessen Ursachen, Formen und Behandlung, sowie auch epidemiologische Fakten aufgezeigt, um zu informieren und dadurch möglicherweise auch präventiv oder in einer Notlage richtig handeln zu können.

II. Inhaltsverzeichnis

Warum gehen Menschen freiwillig aus dem Leben? Was treibt sie zu Handlungen von so schrecklicher Endgültigkeit?

„Ich möchte tot sein, dann ist alles vorbei. Dann sehe und höre ich nichts mehr. Warum soll es anders sein? Für wen oder was überhaupt noch? Einfach weglaufen, so dass mich niemand mehr findet. Aber diese Träume werden leider nicht erfüllt. Ich fühle mich einsam und verlassen. Mein Leben ist nicht lebenswert. Ich glaube, mir ist nicht mehr zu helfen. Ich gebe mich einfach auf, es bringt nichts mehr. …Es stellt sich keine ruhige Phase ein, die Gedanken bleiben nur beim Tod, und ich weiß nicht ob ich es schaffe, alles aufrechtzuerhalten. Meine Gedanken und Gefühle stellen sich einfach gegen mich. Bei der Vorstellung zu leben, empfinde ich Hass und Wut. Freundschaft ist mir fast egal. Es hat alles keinen Sinn. Ob ich anders denken kann? Es ist mir fast ein Rätsel! Ich sehe einfach kein Land mehr. Das andere treibt mich vorwärts. Es gibt einfach keine andere Lösung für mich. Es ist mächtiger als ich es bin…"[1]

Kann man Suizid verhindern? Wie geht man mit suizidgefährdeten Menschen um? Um diesen Fragen nachgehen zu können, ist zunächst ein Mindestmaß an Kenntnissen zum Thema Suizidalität notwendig, was der folgende Text aufzeigen wird.

1. Definition

Eine eindeutige Definition von Suizidalität zu nennen ist schwierig umzusetzen, da dieser Begriff in unterschiedlichem Maße genutzt wird. Grenzfälle, wie beispielsweise „das Inkaufnehmen von Risiko oder das Handeln gegen ärztliche Vorschriften"[2] kann man nur schlecht einordnen. „Nach einer Definition des „Center for Studies of Suicid Prevention" (Ellis, 1988) sind drei Formen suizidalen Verhaltens zu unterscheiden:

- Vollendeter Suizid
- Suizidversuch und
- Suizidgedanken."[3]

---

[1] Barnow et al. (2008), S. 145 f.
[2] Klicpera und Gasteiger (2007), S. 87.
[3] Klicpera und Gasteiger (2007), S. 87.

1.1. vollendeter Suizid

Häufig spricht man im allgemeinen Volk von „Selbstmord", was aber nicht gerechtfertigt ist, da „Mord" als eine „vorsätzliche Tötung eines Menschen, bei der der Täter aus Mordlust, Habgier, zur Befriedigung des Geschlechtstriebs oder anderen niedrigen Beweggründen... grausam... handelt"[4] bezeichnet wird. Um neutral das Thema zu betrachten, verwendet die Wissenschaft den Begriff „Suizid" (lat.: sui cidium = Selbsttötung oder sui caedere = sich fällen, töten, opfern)[5]. Es handelt sich also um ein bewusstes und überlegtes Handeln[6] das eigene Leben zu beenden. Der betroffene Mensch sieht den Tod als einzigen Ausweg aus seinen seelischen und körperlichen Leiden.

1.2. Suizidversuch

Bei dem Suizidversuch hingegen ist es eher eine Art Hilferuf, wobei eine richtige Selbsttötungstendenz nicht besteht. Man hat den Wunsch nach Ruhe und Beendigung des derzeitigen negativen emotionalen Zustandes[7].
Die WHO bezeichnet den Suizidversuch als eine „Handlung mit nicht-tödlichem Ausgang, bei der ein Individuum entweder gezielt ein nicht-habituelles Verhalten zeigt, das ohne Interventionen von dritter Seite eine Selbstbeschädigung bewirken würde, oder absichtlich eine Substanz in einer Dosis einnimmt, die über die verschriebene oder im Allgemeinen als therapeutisch angesehene Dosis hinausgeht und die zum Ziel hat, durch die aktuellen oder erwarteten Konsequenzen Veränderungen zu bewirken" (Deutsche Gesellschaft für Kinder- und Jugendpsychiatrie und Psychotherapie, 2003, S. 383.)[8]
Ein weiterer Begriff, der hier zu benennen ist, lautet Parasuizid, „bei welchen die Personen versuchen, sich das Leben zu nehmen, aber überleben (Kessel, 1965).Manchmal sind sich die Personen bewusst, dass sie überleben werden. So definierte Kreitmann (1977) den Parasuizid als nicht tödlich endenden Akt einer Selbstverletzung in überlegter Weise."[9] Man unterscheidet dabei „die „parasuizidale

---

[4] Brockhaus (1998), S. 615.
[5] Vgl. Bronisch (1995), S. 9.
[6] Wittchen (1998), S. 386.
[7] Barnow et al. (2008), S. 146.
[8] Klicpera und Gasteiger (2007), S. 88.
[9] Klicpera und Gasteiger (2007), S. 87.

Geste" (appellative /demonstrative Tendenz) und die „parasuizidale Pause"
(Abschalten)"[10] „Hierzu zählen etwa Selbstverletzungen durch Schneiden oder
Verbrennen, exzessiver Missbrauch von Alkohol oder anderen psychotropen
Substanzen, riskantes Verhalten im Straßenverkehr oder leichtsinniges Ausüben
riskanter Sportarten."[11]

Häufig ist ein vorrangiges Ziel der Menschen mithilfe suizidaler Gesten,
Aufmerksamkeit zu bekommen. Beispielsweise verletzt sich möglicherweise ein Kind
mit einem stumpfen Gegenstand leicht das Handgelenk, um gegen die geplante
Scheidung oder einen Umzug zu protestieren. Es besteht bei diesem Versuch
geringe „Erfolgsaussichten", da der Gegenstand nicht scharf genug ist, um sich
lebensbedrohlich zu verletzen oder weil evtl. auch Hilfe vor Ort gewesen wäre. Der
Betroffene steht also nicht zu 100 % hinter dem Versuch, sich das Leben zu nehmen
und hofft eher auf Hilfe und Aufmerksamkeit.

Suizid und Suizidversuch sind allerdings nur ein Aspekt von Suizidalität. Dem voraus
gehen meist suizidale Handlungen, suizidale Ideen und der Wunsch zu sterben[12].

1.3. Suizidgedanken

Wenn man sich Gedanken über den Tod, insbesondere den eigenen macht, ist es
zunächst kein Anzeichen einer psychischen Störung[13]. Jeder Mensch denkt im Laufe
seines Lebens über den „Freitod" in irgendeiner Art und Weise nach. Bei starker
Belastung durch schreckliche Ereignisse, wie z.B. der Tod eines geliebten
Menschen, können schon Aussagen, wie „Ich kann ohne ihn nicht weiterleben!"
fallen. Allerdings gehen solche Suizidgedanken meist nach gewisser Zeit vorüber.
Mithilfe von Gesprächen mit u.a. Freunden oder psychologischer Betreuung, kann
der Betroffene neue Sichtweisen von der schwierigen Situation bekommen und hat
wieder die Kraft für die Zukunft zu planen.

Bei Suizidideen „handelt es sich um direkte Vorstellungen von der Suizidhandlung,
d.h. „ich möchte mich umbringen" und „wie kann ich mich umbringen"."[14] Diese

---

[10] Klicpera und Gasteiger (2007), S. 88.
[11] Haltenhof und Eink (2006), S. 24.
[12] Vgl. Barnow et al. (2008), S. 147.
[13] Vgl. Wittchen (1998), S. 385.
[14] Bronisch (1995), S. 11.

konkretisieren sich allmählich und werden in manchen Fällen zum „richtigen Zeitpunkt" verwirklicht.

2. Epidemiologie

2.1. Häufigkeit von Suizidhandlungen

Statistisch gesehen sind Suizide vor dem 14. Lebensjahr eher selten. Ein konstanter Anstieg ist ab dem 13. Lebensjahr bis hin zum 24. Lebensjahr zu erkennen und nimmt mit ca. 12 bis 15 % die zweite Todesursache[15] von Jugendlichen ein.

„Zwischen verschiedenen Ländern, aber auch zwischen verschiedenen Regionen innerhalb eines Landes gibt es recht stabile (d.h. über Jahre konstante) Unterschiede in der Suizidrate – auch in Bezug auf Jugendliche. Offizielle Statistiken verschiedener Länder sind zwar nur begrenzt vergleichbar, aber zumindest in Europa ist eine gewisse Vergleichbarkeit anzunehmen."[16] Statistiken zeigen, dass die Suizide bei Männern stets häufiger sind als bei Frauen[17], in Kriegszeiten abnehmen und Ende der 20er und 30er Jahre erhöht auftreten. Weiterhin ist zu sagen, dass die Zahl der Suizidziffern bei Frauen seit den 70er Jahren und bei den Männern seit Mitte der 80er Jahre stetig zurück geht.

---

[15] Vgl. Klicpera und Gasteiger (2007), S. 88.
[16] Klicpera und Gasteiger (2007), S. 88.
[17] Siehe Anhang, Bild 6.

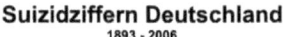

Suizidziffern Deutschland
1893 - 2006

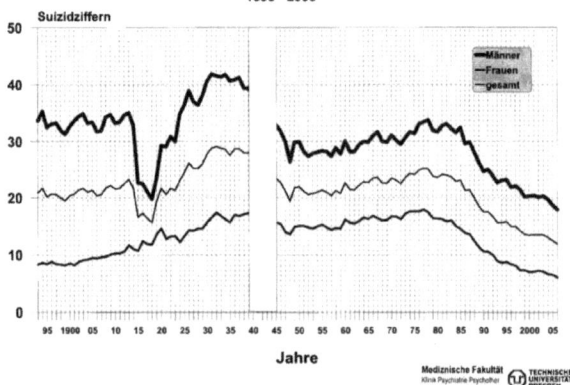

Jahre

[18]

„Mädchen bzw. Frauen in allen Altersstufen sind von Suiziden weniger betroffen als Jungen bzw. Männer. Dies hängt zum Teil mit der Art der ausgewählten Suizidmethode zusammen."[19] Da z.B. ein Suizidversuch durch die Tabletteneinnahme bei Mädchen leichter zu behandeln und somit leichter zu verhindern ist[20].

Die Häufigkeit von Suizidversuchen aus Statistiken aus Spitalsbehandlungen zu erfassen, ist wesentlich schwieriger, da sich die meisten Jugendlichen nach Suizidversuchen nicht in professionelle Behandlung begeben. Hierbei sind die alle zwei Jahre durchgeführten Befragungen von Kindern und Jugendlichen seit 1990 vom „Center of Disease Control" aussagekräftiger.[21]

„Ähnlich wie bei den vollendeten Suiziden gibt es auch bei den Suizidversuchen eine deutliche Zunahme mit dem Alter: Die Häufigkeit von Suizidversuchen wird bei Kindern von 6 bis 12 Jahren mit immerhin 1 % angegeben."[22]

---

[18] Unter: http://www.suizidprophylaxe.de/Suizidstatistik.pdf

[19] Klicpera und Gasteiger (2007), S. 89.
[20] Siehe Anhang, Tabelle 2.
[21] Vgl. Klicpera und Gasteiger (2007), S. 90.
[22] Klicpera und Gasteiger (2007), S. 90.

2.2. Risikofaktoren für Suizide und Suizidversuche

Viele Suizidopfer haben einen oder mehrere Risikofaktoren miteinander gemeinsam. Im folgenden Abschnitt sind einige dieser Faktoren aus statistischen Unterlagen[23] zusammengestellt.

- Geschlecht

  Die Selbsttötungsrate von Männern ist siebenmal so hoch wie die von Frauen, wobei die Suizidversuche, sowie die Suizide bei körperlichen Krankheiten öfter beim weiblichen Geschlecht auftreten[24].

- Alter

  Menschen über 40 Jahre, insbesondere über 65 Jahre, weisen eine hohe Suizidtendenz auf. Im Gegensatz dazu stehen die Suizidversuche, die verstärkt im jungen Alter (zwischen 15 und 34 Jahre[25]) vorkommen.

- Familienstand

  Die höchsten Suizidraten werden bei Geschiedenen, gefolgt von Verwitweten und Ledigen[26] festgestellt, wobei demnach die Ehe ein protektiver Faktor vor Suiziden und Suizidversuchen zu sein scheint.

- Arbeitsstand

  In Zeiten hoher Arbeitslosigkeit kommt es zu Existenzängsten und somit besteht eine hohe Tendenz zu Suiziden bzw. Suizidversuchen.

---

[23] Vgl. Wittchen (1998), S. 390.
[24] Haltenhof und Eink (2006), S. 30.
[25] Haltenhof und Eink (2006), S. 30.
[26] Haltenhof und Eink (2006), S. 30.

Bild 3

Suizidziffern und Arbeitslosigkeit
Deutschland 1893 - 2006

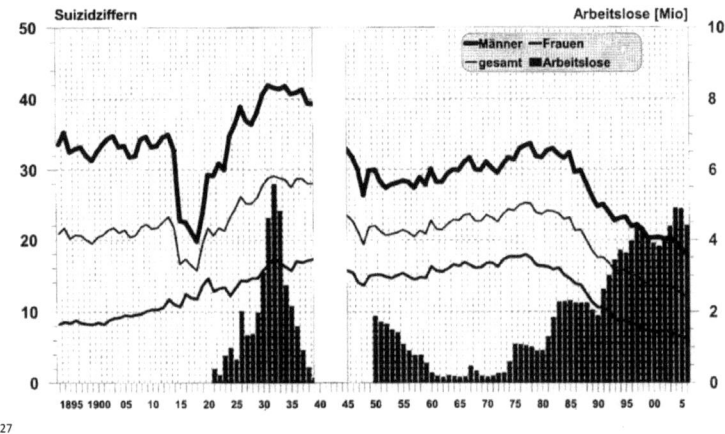

27

- Jahreszeitliche Schwankungen

  Warum auch immer werden Suizide häufiger im Frühling und Sommer begannen[28], als in den kalten Jahreszeiten.

- Soziale Schicht

  Hierbei ist die Ober- und Unterschicht anfälliger für Suizide (Bsp.: Adolf Merckle, dessen Imperium, aufgrund der Finanzkrise zu wanken begann und er sich das Leben nahm.) und die Unterschicht eher für Suizidversuche[29].

- Stadt-Land

  Die städtische Bevölkerung weist im Gegensatz zur ländlichen eine höhere Suizidtendenz auf[30].

- Religionszugehörigkeit

  Vor allem in katholischen Ländern werden niedrige Suizid- bzw. Suizidversuchsraten gefunden. Der protestantische Norden hingegen ist am meisten betroffen.

---

[27] Unter: http://www.suizidprophylaxe.de/Suizidstatistik.pdf
[28] Haltenhof und Eink (2006), S. 30.
[29] Haltenhof und Eink (2006), S. 30.
[30] Haltenhof und Eink (2006), S. 30.

- Psychische Erkrankungen

  „Die Suizidrate von Menschen mit Symptomen von Depression liegt etwa achtzigmal höher als in der allgemeinen Bevölkerung. Hirnorganische Erkrankungen, Schizophrenie, andere Affektive Störungen (z. B. Bipolare Störungen und die Manie), schwere Persönlichkeitsstörungen und schwere Panik- und Angststörungen korrelieren ebenfalls hoch mit Suizid."[31]

- Stressfaktoren

  Die Suizid- und Suizidversuchraten weisen einen enormen Anstieg bei psychosozialen Krisen[32], wie Verlust des Arbeitsplatzes oder Tod eines Lebenspartners, auf.

- Früheres suizidales Verhalten

  Menschen, die bereits versuchten sich das Leben zu nehmen, starke Suizidgedanken haben oder sogar schon über die Methode nachdachten, sind sehr anfällig für den vollendeten Suizid[33].

- Alkohol-/Drogenmissbrauch

  „Ein erheblicher Prozentsatz der Personen, die freiwillig aus dem Leben scheiden, sind Alkoholiker oder von irgendeiner anderen Droge abhängig. An die 20 Prozent der Suizidopfer sind zum Zeitpunkt ihres Todes alkoholisiert oder haben eine Drogen- bzw. Arzneimittelvergiftung. Etwa 15 Prozent der Alkoholiker sterben durch eigene Hand."[34]

2.3. Suizidmethoden

In der Methodenwahl zur Durchführung suizidaler Handlungen unterscheidet man zwischen hart und weich. Zu den harten Methoden gehören vor allem das Erhängen, Erschießen, Sich-von-Fahrzeugen-überrollen-Lassen und Sprünge aus großer Höhe[35]. Im Gegensatz dazustehen die weichen Methoden, wie u.a. Intoxikationen, am häufigsten durch eine Überdosierung mit Psychopharmaka und anderen Medikamenten oder die Inhalation tödlicher Gase. Diese Differenzierung ist aber nicht unbedingt sinnvoll, weil z.B. Suizid durch Gas oder Gift nicht eindeutig

---

[31] Wittchen (1998), S. 390.
[32] Haltenhof und Eink (2006), S. 30.
[33] Vgl. Wittchen (1998), S. 390.
[34] Wittchen (1998), S. 390.
[35] Vgl. Klicpera und Gasteiger (2007), S. 91.

zuzuordnen sind[36]. Die gewählte Methode ist von kulturellen, zeitgeschichtlichen, regionalen und situativen Bedingungen abhängig. So findet das Springen von Hochhäusern primär in Großstädten, wie New York, statt oder das Erschießen ist in ländlichen Gegenden, wo Jagdwaffen erlaubt sind, bzw. in den USA[37], wo der Privatbesitz von Waffen gängig ist, wesentlich häufiger. Hierzu suchen die Personen meist Orte auf, die für sie schnell zu erreichen sind, wie etwa die eigene Wohnung oder die psychiatrische Klinik, abhängig vom aktuellen Aufenthalt.

I.d.R. hinterlassen die Suizidenten einen Abschiedsbrief, der den Zurückgebliebenen Trost und möglicherweise Verständnis für die begangene Tat vermitteln soll. Doch in den meisten Fällen ist es für die Freunde und Familie nicht nachzuvollziehen und was bleibt, ist tiefe Traurigkeit und Verzweiflung. Was infolgedessen den Menschen dazu bewegt, sich ebenfalls mit dem Suizid auseinanderzusetzen und eventuell Suizidgedanken auftreten können.

---

[36] Vgl. Klicpera und Gasteiger (2007), S. 91.
[37] Vgl. Haltenhof und Eink (2006), S. 25.

◤ Anzahl der Sterbefälle durch Suizid nach Art der Methode Deutschland 2006

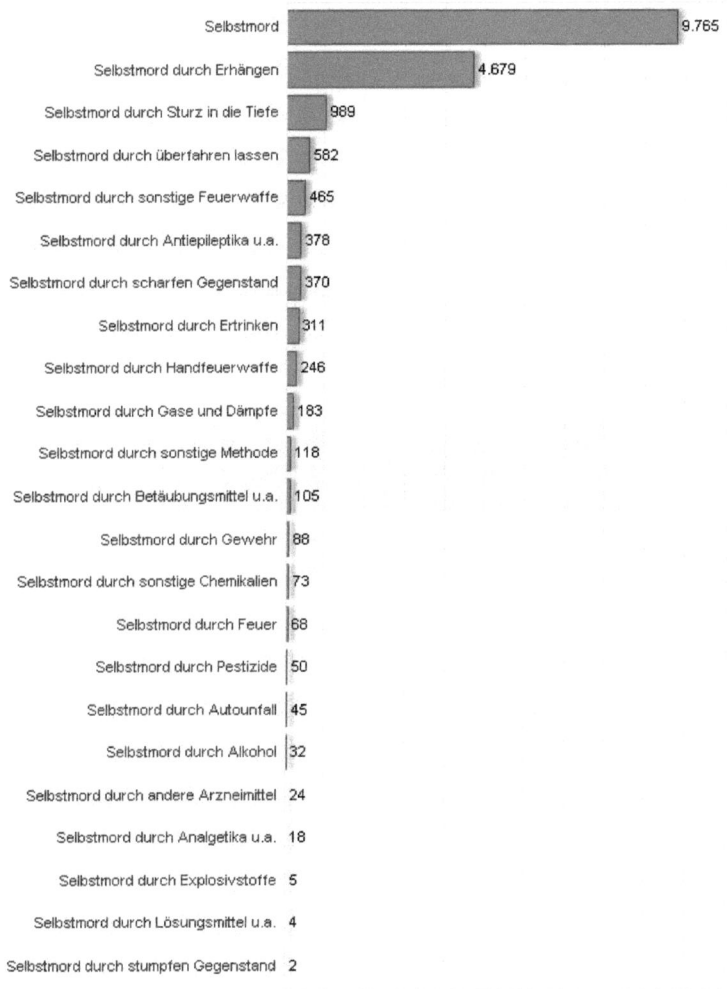

Selbstmord	9.765
Selbstmord durch Erhängen	4.679
Selbstmord durch Sturz in die Tiefe	989
Selbstmord durch überfahren lassen	582
Selbstmord durch sonstige Feuerwaffe	465
Selbstmord durch Antiepileptika u.a.	378
Selbstmord durch scharfen Gegenstand	370
Selbstmord durch Ertrinken	311
Selbstmord durch Handfeuerwaffe	246
Selbstmord durch Gase und Dämpfe	183
Selbstmord durch sonstige Methode	118
Selbstmord durch Betäubungsmittel u.a.	105
Selbstmord durch Gewehr	88
Selbstmord durch sonstige Chemikalien	73
Selbstmord durch Feuer	68
Selbstmord durch Pestizide	50
Selbstmord durch Autounfall	45
Selbstmord durch Alkohol	32
Selbstmord durch andere Arzneimittel	24
Selbstmord durch Analgetika u.a.	18
Selbstmord durch Explosivstoffe	5
Selbstmord durch Lösungsmittel u.a.	4
Selbstmord durch stumpfen Gegenstand	2

0   1.000 2.000 3.000 4.000 5.000 6.000 7.000 8.000 9.000 10.000 11.00

Anzahl der Sterbefaelle durch Suizid

ℹ Deutschland; keine Angabe zur
Altersgruppe; Destatis

© Statista.org 2008
Quelle: Destatis 38

---

[38] Unter: http://de.statista.org/statistik/daten/studie/585/umfrage/selbstmordmethoden-in-deutschland-
2006/

3. Ursachen

3.1. Familiärer Einfluss

Kinder und Jugendliche, die ein suizidales Verhalten aufweisen, haben oft Eltern, die unter psychiatrischen Störungen leiden. Dies belastet die Jugendlichen enorm, so wie auch der Verlust eines Elternteils durch Tod oder Trennung, was wiederum das Risiko der Suizidalität erhöht. „Zudem werden relativ häufig ein zu strenges und übermäßig kontrollierendes Erziehungsverhalten sowie eine mangelnde Sensitivität für die Bedürfnisse der Kinder und Jugendlichen festgestellt. Auch sexueller Missbrauch und Erfahrungen mit körperlicher Misshandlung sind bei suizidalen Kindern und Jugendlichen deutlich häufiger. Einen nicht unwesentlichen Beitrag dürfte zudem die reduzierte bzw. beeinträchtigte Kommunikation zwischen Eltern und Kindern leisten. Die Ergebnisse von Zwillings- und Adoptionsstudien legen freilich nahe, dass die Einflüsse auch über genetische Faktoren wirksam sind (Shaffer & Gutstein, 2002)"[39] Durch die mangelnde Zuwendung fühlen sich die Kinder und Jugendliche einsam und apellieren durch z.B. einen Suizidversuch an die Aufmerksamkeit ihrer Eltern.

3.2. Imitation und Ansteckung

Man hört in den Medien ständig Berichte über vollendete Suizide, sowie auch in Filmen sind sie dargestellt (sog. „Werther-Effekt"[40]) Eine deutliche Zunahme wird v.a. dann deutlich, wenn es sich bei dem Toten um ein Vorbild handelt, wie z.B. bei Marilyn Monroe. Dort gab es einen Suizidzuwachs von 12 %[41]. „Der Anstieg hängt davon ab, wie häufig solche Nachrichten in den Medien gebracht werden. Betroffen sind v.a. Jugendliche und junge Erwachsene (Phillips & Carstensen, 1986). Hinweise für die Bedeutung von Imitation können auch gelegentlichen lokalen kleineren Epidemien bzw. Clustern von Suiziden entnommen werden. Dabei müssen sich die

---

[39] Klicpera und Gasteiger (2007), S. 93.
[40] Klicpera und Gasteiger (2007), S. 93.
[41] Vgl. Klicpera und Gasteiger (2007), S. 93.

Kinder und Jugendlichen nicht unbedingt kennen, sondern nur von den auslösenden Ereignissen, die den eigenen Erlebnissen ähneln, erfahren haben."[42] Außerdem gibt es viele Nachahmer, wie z.b. bei häufigen Suiziden in der Familie oder in bestimmten Regionen, die sich dem vorherigen Suizidtäter einfach anschließen.

3.3. Psychische Störungen

Die Frage, ob Suizid eine Folge einer seelischen Krankheit ist, ist wohl so alt wie die Menschheit selbst. Fakt ist, dass psychische Störungen oft eng im Zusammenhang mit Suizid stehen, da sie Leidensdruck und somit die Selbstzerstörung fördern[43]. Besonders die Depression ist aus medizinischer Sicht ein großer Risikofaktor für den Suizidenten, weil sie ihn in seinen Bewältigungsmöglichkeiten stark einschränkt[44]. Hierbei ist zu nennen, dass „nicht weniger als 70 Prozent aller Suizidopfer unmittelbar vor ihrem Tod an Depression gelitten haben"[45]. Sie wünschen sich ein Ende ihres Elends, ertragen die tiefe Verzweiflung und Hoffnungslosigkeit nicht mehr.

Andere psychische Erkrankungen, wie Schizophrenie und Persönlichkeitsstörungen tragen ebenfalls einen bedeutenden Teil zur Suizidgefährdung bei. Beispielsweise können Halluzinationen und Wahnvorstellungen die schreckliche Tat logisch und „attraktiv" machen, sowie das Hören von „Stimmen" sogar die Person dazu auffordern.

„Manche Persönlichkeitsstörungen sind durch eine übermächtige Neigung zu impulsiven Handlungen gekennzeichnet. Am bemerkenswertesten davon ist die Borderline Persönlichkeitsstörung; in schweren Fällen handeln die Betroffenen häufig selbstzerstörerisch und versuchen vielfach sich das Leben zu nehmen. Auch die Histrionische Persönlichkeitsstörung kann manchmal zum Suizid führen, wenn den Betroffenen nicht das hohe Maß an Aufmerksamkeit zuteil wird, das sie fordern, und sie daran verzweifeln. Persönlichkeitsstörungen haben auch häufig mangelhafte Bewältigungsmuster als Reaktion auf schweren Streß zur Folge, was die

---

[42] Klicpera und Gasteiger (2007), S. 93.
[43] Vgl. Kranjac (1998), S. 388.
[44] Vgl. Barnow et al. (2008), S. 154.
[45] Kranjac (1998), S.388.

Suizidneigung erhöht."[46] Wenn also eine eigene Ich-Sicherheit nicht gewährleistet und zudem noch eine neurotische Entwicklung gegeben ist, so wird der Betroffene Schwierigkeiten haben, die normalen Hemmungen vor Selbstverletzung beizubehalten.

4. Behandlung

Aufgrund der möglicherweise vorhandenen psychischen Störungen, ist es schwierig für die Diagnostik und für das Verständnis der ausgeführten Tat. Schwer depressive Patienten müssen ganz behutsam und aufmerksam behandelt werden, da man den Grund des Suizidversuches nicht eindeutig erkennt und sie daher als unberechenbar einstufen muss. Infolgedessen wird zunächst eine Stationsanalyse[47] durchgeführt, die die Art des weiteren Fortgehens bestimmen soll.

„Eine gute Möglichkeit dafür bieten kognitiv- (gedanklich) behaviorale (verhaltensorientierte) Ansätze. Hierbei ist es möglich, über die Methode der Konzeptionalisierung ein Verständnis von emotionalen und gedanklichen Realitäten des Betroffenen zu gewinnen. Dabei wird mit Hilfe einer Fremdbeobachtung (Verhalten, verbale Äußerungen, Informationen durch andere) und Selbstbeobachtung (so genannte Gedankenprotokolle) eine Hypothese entwickelt."[48] Außerdem steht der Fokus auf das Erlernen von „Problemlösungsstrategien für Konfliktsituationen sowie die Veränderung dysfunktionaler Stile bzw. von kognitiven Fehlern (Bewusstmachen automatischer Gedanken etc.)"[49] „So sollen etwa in der Vorstellung kritische Ereignisse wieder aktiviert, analysiert und bearbeitet werden. Auch eine Veränderung des Verhaltens gegenüber (erwachsenen sowie gleichaltrigen) Bezugspersonen ist von Bedeutung, wobei die Familie unbedingt miteinbezogen werden sollte. Zurückhaltung wird gegenüber einer medikamentösen Behandlung (u.a. wegen des möglichen Missbrauchs der Medikamente zu weiteren Suizidversuchen), aber auch gegenüber einer Gruppenbehandlung (wegen der

---

[46] Kranjac (1998), S. 389.
[47] Vgl. Barnow et al. (2008), S. 156.
[48] Barnow et al. (2008), S. 156.
[49] Klicpera und Gasteiger (2007), S. 99.

Gefahr einer Imitation und Ansteckung zu suizidalem Verhalten) empfohlen (Shaffer & Piacentini, 1994)"[50]

Dies war nur eine von vielen möglichen Therapien zur Behandlung von Suizidenten, die sich nach dem Suizidversuch in ärztliche bzw. psychologische Betreuung geben. Sie gibt einen kurzen Einblick in dieses Problemfeld und bestätigt, dass die Betroffenen nicht allein die Lebenskrise zu bewältigen haben, sondern Hilfe jederzeit vorhanden ist.

5. Fazit

Zusammenfassend bleibt festzuhalten, dass trotz des seit Jahrzehnten rückläufigen Sterblichkeitsniveaus bei Suiziden, dennoch jeder 100. Mensch in Deutschland[51] freiwillig aus dem Leben geht.

Suizidalität steht häufig im Zusammenhang mit Depression, Angststörungen und anderen psychischen Störungen, die aber dennoch nicht primär die Ursache darstellen, sondern neben Drogen- bzw. Alkoholmissbrauch, starken finanziellen bzw. familiären Problemen oder Tod des Lebenspartners einen Platz einnehmen, der den Menschen auf kurz oder lang zu der Frage verleitet : „Kann und will ich so weiterleben?"

Suizidgefährdung ist keine psychische Krankheit, sondern Ausdruck tiefer Verzweiflung und Hoffnungslosigkeit.

Unabhängig von der Art der Therapie bzw. Intervention ist Hilfe möglich. Voraussetzung ist, dass jede Form von Suizidalität ernst genommen wird!

„Jeder suizidale Mensch, ob er nun krank ist oder gesund, verdient Achtung statt Ächtung, Anteilnahme statt Ablehnung, Verständnis statt intoleranter Verurteilung, Mitgefühl statt Bestrafung und Entmündigung, Hilfe statt Gleichgültigkeit. Tot sein

---

[50] Klicpera und Gasteiger (2008), S. 99 f.
[51] Statistisches Bundesamt, Wirtschaft und Statistik 10/2007, S. 970. Unter:
http://www.destatis.de/jetspeed/portal/cms/Sites/destatis/Internet/DE/Content/Publikationen/Querschni
ttsveroeffentlichungen/WirtschaftStatistik/Gesundheitswesen/AktuellSuizid,property=file.pdf.

und nicht mehr weiterleben wollen, sollte als möglicher und einsehbarer Impuls der menschlichen Psyche akzeptiert und nicht länger tabuisiert und diskriminiert werden. (W. A. Scobel)"[52]

---

[52] Finzen (1997), S. 11.

6. Literaturverzeichnis

Barnow, Sven et al. (2008): Von Angst bis Zwang. Ein ABC der psychischen Störungen: Formen, Ursachen und Behandlung, 3. Auflage, S. 145 ff., Bern.

Bronisch, Thomas (1995): Der Suizid. Verlag C. H. Beck, S. 9 ff., München.

F. A. Brockhaus (1998): Der Brockhaus. 8. Auflage, S. 615, Leipzig.

Finzen, Asmus (1997): Suizidprophylaxe bei psychischen Störungen. Prävention- Behandlung- Bewältigung, Psychiatrie-Verlag, 1. Auflage, S. 9, Bonn.

Haltenhof, Horst und Eink, Michael (2006): Umgang mit suizidgefährdeten Menschen. Basiswissen, hrsg. von Amering, Michaela et al., Psychiatrie Verlag, Band 8, S. 24 ff., Bonn.

Klicpera, Christian, Gasteiger- Klicpera, Barbara (2007): Psychische Störungen im Kindes- und Jugendalter. facultas WUV, S. 87 ff., Wien.

Kranjac, Thomas (1998): Suizid. BELTZ Verlag, 2. Auflage, S. 385 ff., Weinheim. In: Wittchen, Hans-Ullrich (1998): Handbuch psychische Störungen. BELTZ Verlag, 2. Auflage, S. 385 ff., Weinheim.

7. Internetliteratur

http://de.statista.org/statistik/daten/studie/1278/umfrage/entwicklung-der-selbstmordzahlen-in-deutschland/

http://de.statista.org/statistik/daten/studie/1279/umfrage/anzahl-der-selbstmorde-in-deutschland/

http://de.statista.org/statistik/daten/studie/584/umfrage/zahl-der-sterbefaelle-durch-suizid-nach-bundeslaendern/

http://de.statista.org/statistik/daten/studie/585/umfrage/selbstmordmethoden-in-deutschland-2006/

http://www.destatis.de/jetspeed/portal/cms/Sites/destatis/Internet/DE/Content/Publika tionen/Querschnittsveroeffentlichungen/WirtschaftStatistik/Gesundheitswesen/Aktuell Suizid,property=file.pdf

http://www.suizidprophylaxe.de/Suizidstatistik.pdf

8. Anhang

◤ **Sterbefälle durch Suizid in Deutschland je 100.000 Einwohner nach Bundesländern**

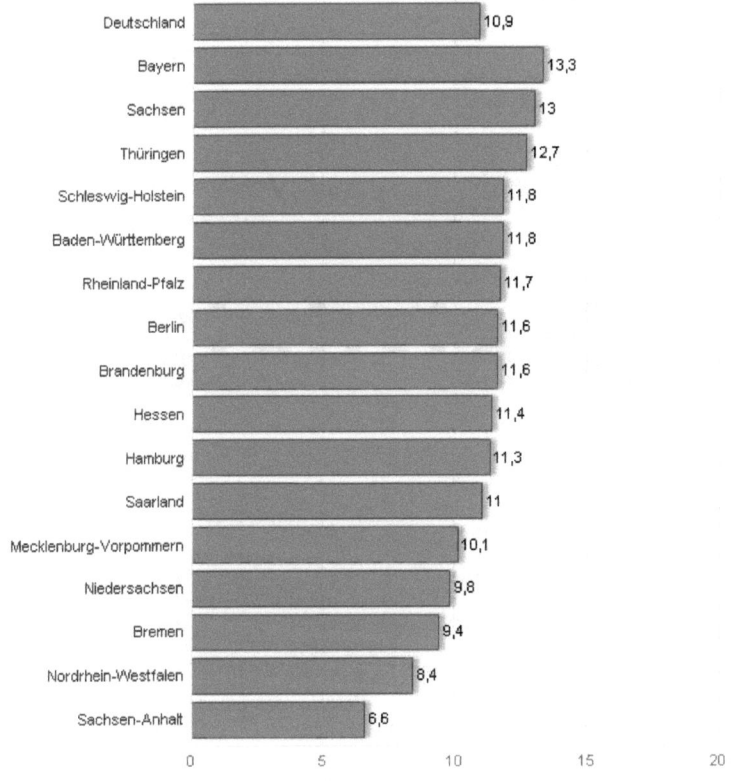

Anzahl der Sterbefaelle pro 100.000 Einwohner

Deutschland: keine Angabe zur Altersgruppe; Destatis

© Statista.org 2008
Quelle: Destatis

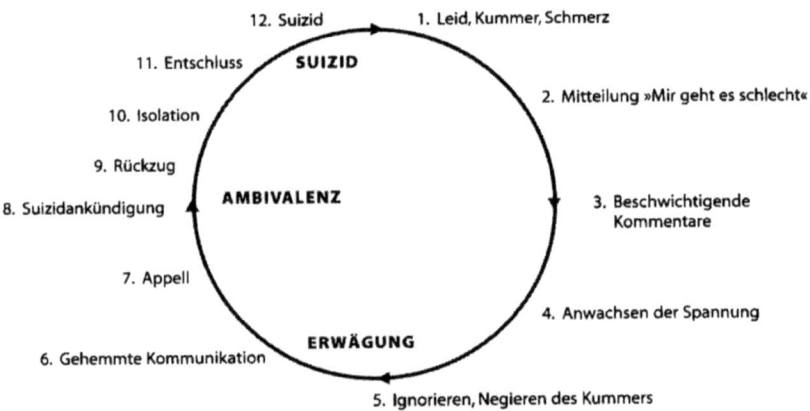

Teufelskreis der Kommunikation (BRÖNDEL 2004)

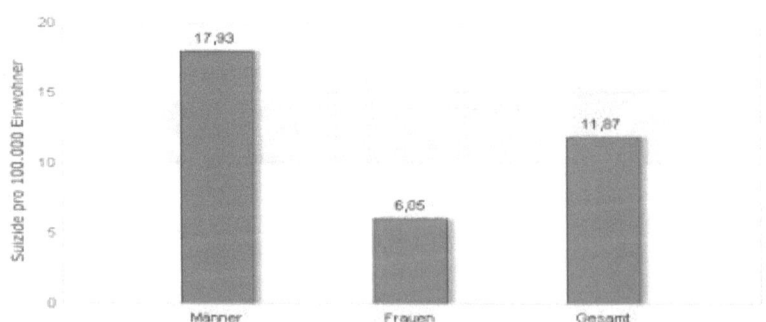

Anzahl der Selbstmorde pro 100.000 Einwohner in Deutschland 2006

Bild 7

Zeitvergleich der Suizidmethoden in Deutschland

Bezeichnung der Suizidmethode nach ICD-9 (1980) bzw. ICD-10 (2006)	Sterbefälle durch Suizid			Standardisierte Sterbeziffer (Deutschland 1987)			Durchschnittliches Sterbealter		
	Männer	Frauen	insgesamt	Männer	Frauen	insgesamt	Männer	Frauen	insgesamt
	Anzahl			Je 100 000 Einwohner			Jahre		
1980									
E950 – E959 Selbstmord und Selbstbeschädigung	11 789	6 662	18 451	33,2	16,9	24,6	49,7	57,0	52,3
E950 Selbsttötung und Selbstbeschädigung durch Vergiftung mit festen oder flüssigen Stoffen	1 687	1 811	3 498	4,8	4,6	4,7	48,0	54,9	51,6
E951 Selbsttötung und Selbstbeschädigung durch Vergiftung mit im Haushalt verwendeten Gasen	642	649	1 291	1,8	1,7	1,8	46,4	59,5	53,0
E952 Selbsttötung und Selbstbeschädigung durch Vergiftung mit sonstigen Gasen und Dämpfen	694	150	844	2,0	0,4	1,1	38,7	47,1	40,2
E953 Selbsttötung und Selbstbeschädigung durch Erhängen, Erdrosseln und Ersticken	6 294	2 466	8 760	17,7	6,2	11,7	52,8	59,2	54,6
E954 Selbsttötung und Selbstbeschädigung durch Ertrinken	340	546	886	0,9	1,4	1,2	55,1	62,5	59,6
E955 Selbsttötung und Selbstbeschädigung durch Feuerwaffen und Explosivstoffe	794	54	848	2,2	0,1	1,1	45,5	38,4	45,0
E956 Selbsttötung und Selbstbeschädigung durch schneidende und stechende Gegenstände	176	75	251	0,5	0,2	0,3	50,6	58,8	53,1
E957 Selbsttötung und Selbstbeschädigung durch Sturz aus der Höhe	487	527	1 014	1,4	1,3	1,4	49,4	54,1	51,9
E958 Selbsttötung und Selbstbeschädigung auf sonstige und nicht näher bezeichnete Art und Weise	673	383	1 056	1,9	1,0	1,4	41,9	50,0	44,8
E959 Spätfolgen des Selbsttötungsversuchs und der Selbstbeschädigung	2	1	3	0,0	0,0	0,0	52,5	72,5	59,2
2006									
X60 – X84 Vorsätzliche Selbstbeschädigung	7 225	2 540	9 765	16,0	5,6	10,9	54,7	59,0	55,8
X60 Vorsätzliche Selbstvergiftung durch und Exposition gegenüber nichtopioidhaltige(n) Analgetika, Antipyretika und Antirheumatika	10	8	18	0,0	0,0	0,0	51,0	60,6	55,3
X61 Vorsätzliche Selbstvergiftung durch und Exposition gegenüber Antiepileptika, Hypnotika, Antiparkinsonmittel(n) und psychotrope(n) Substanzen, anderenorts nicht klassifiziert	159	219	378	0,4	0,5	0,4	52,5	58,3	55,8
X62 Vorsätzliche Selbstvergiftung durch und Exposition gegenüber Betäubungsmittel(n) und Psychodysleptika [Halluzinogene(n)], anderenorts nicht klassifiziert	71	34	105	0,2	0,1	0,1	41,5	49,2	44,0
X63 Vorsätzliche Selbstvergiftung durch und Exposition gegenüber sonstige(n) Arzneimittel(n) mit Wirkung auf das autonome Nervensystem	13	11	24	0,0	0,0	0,0	52,1	57,6	54,6
X64 Vorsätzliche Selbstvergiftung durch und Exposition gegenüber sonstige(n) und nicht näher bezeichnete(n) Arzneimittel(n), Drogen und biologisch aktive(n) Substanzen	382	386	768	0,9	0,9	0,9	52,6	57,1	54,9
X65 Vorsätzliche Selbstvergiftung durch und Exposition gegenüber Alkohol	24	8	32	0,1	0,0	0,0	52,3	55,6	53,1
X66 Vorsätzliche Selbstvergiftung durch und Exposition gegenüber organische(n) Lösungsmittel(n) oder halogenierte(n) Kohlenwasserstoffe(n) und deren Dämpfe(n)	4	0	4	0,0	0,0	0,0	63,8	0,0	63,8
X67 Vorsätzliche Selbstvergiftung durch und Exposition gegenüber sonstige(n) Gase(n) und Dämpfe(n)	161	22	183	0,4	0,0	0,2	46,8	48,0	46,9
X68 Vorsätzliche Selbstvergiftung durch und Exposition gegenüber Schädlingsbekämpfungsmittel(n) [Pestizide(n)]	36	14	50	0,1	0,0	0,1	60,7	59,4	60,3
X69 Vorsätzliche Selbstvergiftung durch und Exposition gegenüber sonstige(n) oder nicht näher bezeichnete(n) Chemikalien und schädliche(n) Substanzen	41	32	73	0,1	0,1	0,1	51,6	60,2	55,4
X70 Vorsätzliche Selbstbeschädigung durch Erhängen, Strangulierung oder Ersticken	3 803	876	4 679	8,4	1,9	5,2	55,3	61,2	56,4
X71 Vorsätzliche Selbstbeschädigung durch Ertrinken und Untergehen	154	157	311	0,3	0,3	0,3	59,1	65,9	62,5
X72 Vorsätzliche Selbstbeschädigung durch Handfeuerwaffe	237	9	246	0,5	0,0	0,3	61,1	60,3	61,1
X73 Vorsätzliche Selbstbeschädigung durch Gewehr, Schrotflinte oder schwerere Feuerwaffe (Schusswaffe)	86	2	88	0,2	0,0	0,1	62,5	65,0	62,5
X74 Vorsätzliche Selbstbeschädigung durch sonstige oder nicht näher bezeichnete Feuerwaffe (Schusswaffe)	452	13	465	0,9	0,0	0,5	62,3	52,6	62,0
X75 Vorsätzliche Selbstbeschädigung durch Explosivstoffe	5	0	5	0,0	0,0	0,0	51,5	0,0	51,5
X76 Vorsätzliche Selbstbeschädigung durch Rauch, Feuer und Flammen	45	23	68	0,1	0,1	0,1	50,4	51,6	50,8
X77 Vorsätzliche Selbstbeschädigung durch Wasserdampf, heiße Dämpfe oder heiße Gegenstände	0	0	0	0,0	0,0	0,0	0,0	0,0	0,0
X78 Vorsätzliche Selbstbeschädigung durch scharfen Gegenstand	292	78	370	0,6	0,2	0,4	57,8	63,2	58,9
X79 Vorsätzliche Selbstbeschädigung durch stumpfen Gegenstand	1	1	2	0,0	0,0	0,0	82,5	57,5	70,0
X80 Vorsätzliche Selbstbeschädigung durch Sturz in die Tiefe	627	362	989	1,4	0,8	1,1	51,7	59,2	54,4
X81 Vorsätzliche Selbstbeschädigung durch Sichwerfen oder Sichlegen vor ein sich bewegendes Objekt	417	165	582	1,1	0,4	0,7	45,1	48,3	46,0
X82 Vorsätzliche Selbstbeschädigung durch absichtlich verursachten Kraftfahrzeugunfall	39	6	45	0,1	0,0	0,1	46,0	34,2	44,4
X83 Vorsätzliche Selbstbeschädigung auf sonstige näher bezeichnete Art und Weise	69	49	118	0,1	0,1	0,1	56,9	68,7	61,8
X84 Vorsätzliche Selbstbeschädigung auf nicht näher bezeichnete Art und Weise	97	65	162	0,2	0,1	0,2	55,7	54,7	55,3